LETTRE

D'UN MÉDECIN A UN MAGISTRAT,

SUR LE

CHOLÉRA MORBUS.

Conseils aux Gens du Monde.

PAR

LE Dr BOUSQUET,

MEMBRE DE LA COMMISSION DE SALUBRITÉ DU QUARTIER SAINT-GERMAIN.

PRIX : 1 f. 50 c.

PARIS.

GABON, LIBRAIRE,
RUE DE L'ÉCOLE DE MÉDECINE, N° 10.

DELAUNAY, AU PALAIS-ROYAL.

AU BUREAU DU BULLETIN DE THÉRAPEUTIQUE,
RUE DE SAVOIE, N° 7

1831.

LETTRE

SUR

LE CHOLÉRA MORBUS.

TYPOGRAPHIE DE PINARD,

RUE D'ANJOU-DAUPHINE, N° 8

LETTRE

D'UN MÉDECIN A UN MAGISTRAT,

SUR LE

CHOLÉRA MORBUS.

Conseils aux Gens du Monde.

PAR

LE DR BOUSQUET,

MEMBRE DE LA COMMISSION DE SALUBRITÉ DU QUARTIER
SAINT-GERMAIN

PRIX : 1 f. 50 c.

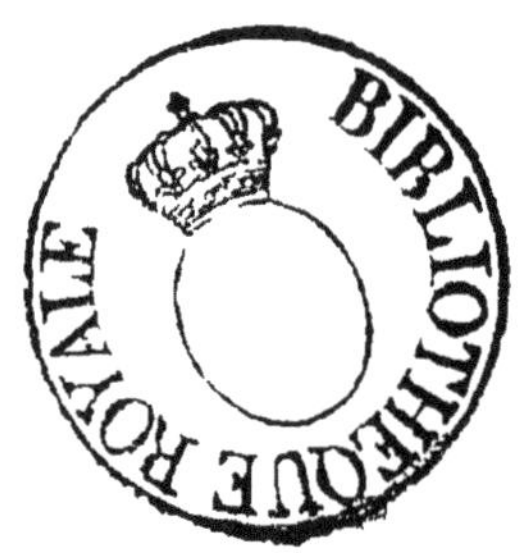

PARIS.

GABON, LIBRAIRE,
RUE DE L'ECOLE DE MÉDECINE, N° 10

DELAUNAY, AU PALAIS-ROYAL.

AU BUREAU DU BULLETIN DE THÉRAPEUTIQUE,
RUE DE SAVOIE, N° 7

—

1831.

AVERTISSEMENT.

J'ai toujours blâmé les médecins qui se proposent en écrivant de se mettre à la portée des gens du monde. Qu'y a-t-il en effet entre les uns et les autres? et quelle langue commune peuvent-ils parler? De toutes les sciences connues, la médecine est peut-être la moins accessible à qui n'en a pas fait une étude spéciale. Entretenez un médecin de jurisprudence, de diplomatie, il vous dira des choses sensées; entretenez de médecine un avocat, un littérateur, il ne comprend pas.

En publiant cette instruction, suis-je infidèle à mes principes?[1] Si je le croyais, elle ne paraî-

[1] Je prépare sur le même objet un travail plus sérieux, en commun avec M. Pariset. Si quelqu'un a mission pour parler du choléra, c'est sans doute le brillant historien de la peste et de la fièvre jaune.

trait pas. Je m'adresse aux gens du monde, il est vrai; mais ce n'est pas pour leur donner des leçons de médecine. Consulté par un ami, j'ai cru seulement que je pouvais leur adresser des conseils, dans sa personne. Si ces conseils sont bons, ils ont le même intérêt à les suivre. L'objet en est bien déterminé : c'est le choléra. Or le choléra est une maladie trop grave pour se laisser beaucoup modifier par la différence des tempéramens. Tous les exemplaires s'en ressemblent. Aussi, consultez ceux qui l'ont observé de près, ils vous diront que quand on a vu un cholérique, on les a vus tous.

Au reste, il s'agit moins ici de maladie et de remèdes, que d'hygiène et de santé. Mon objet principal est d'indiquer les précautions à prendre pour échapper au choléra, s'il est possible; pour en atténuer les coups, si l'on ne peut faire mieux. Je dis les alimens dont il faut se nourrir, les vêtemens dont il faut se couvrir, les soins qu'on doit prendre de sa personne, etc., et en cela je crois faire une chose doublement utile en m'associant aux vues de l'autorité. En temps ordinaire, chacun se gouverne à cet égard comme il l'entend, il n'y a aucun inconvénient à cela; mais à l'approche d'une grande calamité, il y a double danger à dédaigner les lois de l'hygiène : danger pour soi, en ce qu'on peut périr victime de son incurie; danger pour les autres, en ce que plus on fournit d'alimens à une épidémie, plus elle dure, plus elle s'étend. Heureux les peuples protégés par un bon système de salubrité! Heureux les gouvernemens qui trouvent dans les citoyens ce concours de zèle et de lumières sans lequel, en pareille matière, les mesures les plus sages ne portent aucun fruit!

A Monsieur

A...,

PRÉSIDENT DU TRIBUNAL DE L.....

MON BON AMI,

Après plus de dix ans de séparation et de silence, il vous revient en mémoire que vous avez laissé à Paris un médecin qui vous fut toujours tendrement attaché. A l'instant vous prenez la plume; et, l'esprit tout préoccupé d'une idée qui l'obsède, vous lui écrivez comme si vous veniez de le quitter. Cette confiance dans son amitié lui fait bien penser de la vôtre. Le danger vous a rappelé le médecin, le médecin vous a rappelé l'ami. Il y a des retours plus flatteurs, mais peu importe: l'amitié n'est pas susceptible, elle n'est que dévouée.

Appelé par le suffrage de l'autorité à faire partie des nouvelles commissions sanitaires, je m'occupais précisément du choléra lorsque votre lettre m'a été remise. Elle pouvait tomber en de meilleures mains, mais vous voyez qu'elle ne pouvait tomber dans les miennes plus à propos. Vous me demandez ce que je pense de ce terrible fléau; vous avez la bonté de croire que ma position à Paris, mes relations avec l'élite de la médecine française, la direction de mes études, et finalement les hasards de ma vie, vous feront trouver en moi des lumières que vous chercheriez vainement autour de vous. Voilà bien la province! elle se plaint sans cesse de la capitale et de sa suprématie, et elle est la première à la reconnaître, la première à la proclamer. Mais je m'étonne de trouver en vous ce préjugé, car c'en est un. Avez-vous oublié ce que nous avons dit si souvent en voyant de près ces hommes qui nous paraissaient si grands à travers notre longue vue?

Major è longinquo reverentia!

Quoi qu'il en soit de Paris et de ses supériorités, vous m'adressez une question, je dois y répondre.

Il faut d'abord vous parler des causes du choléra : je serai court sur ce point ; mais encore faut-il savoir ce qui produit une maladie quand on veut s'en préserver.

Secondement, j'exposerai les signes par lesquels il s'annonce : objet doublement important en ce que le choléra marche avec une rapidité effrayante, et que l'issue dépend en général de la promptitude qu'on met à le combattre.

Troisièmement, je vous indiquerai les précautions avec lesquelles on peut espérer, sinon de s'en garantir absolument, du moins d'en diminuer les chances : c'est l'objet essentiel de ma lettre.

Enfin, je ferai connaître les premiers soins que réclament les cholériques ; je dis expressément les premiers soins, car il n'est pas dans ma pensée que cette lettre vous tienne lieu de médecin : ce serait vous abuser. Mais le choléra débutant presque toujours la nuit ou de grand matin, et expédiant son monde en quelques heures, vous sentez combien il importe de ne pas rester oisif en présence d'un si grand danger.

DES CAUSES DU CHOLÉRA.

Le choléra nous vient d'Asie ; il est endémique dans l'Indoustan, ce qui signifie qu'il y est toujours, plus ou moins terrible, plus ou moins meurtrier. Mais jamais peut-être il ne s'était montré si cruel que depuis 1817.

Parti du Bas-Bengale, son berceau, il s'est répandu dans toutes les directions : au nord, au midi, à l'est, à l'ouest.

Après avoir visité Ceylan, l'île Bourbon et l'île Maurice, les Moluques et les Philippines, Canton et Pékin, il revient sur ses pas, rentre dans l'Indoustan, gagne Bombay, traverse la Perse, se dirige vers Orembourg, Astracan, Archangel, et pénètre jusque dans le cœur de la Russie, de la Pologne, de l'Autriche et de la Prusse. Au moment où je trace ces lignes, il est à la fois au Caire, à Alexandrie, à Vienne et à Berlin : à Vienne, où il attaque peu de monde et fait périr presque tous ceux qu'il attaque ; à Berlin, où il fait beaucoup de malades, mais peu de victimes.

Depuis l'époque citée, il a marché sans interruption : il a parcouru 88° degrés en latitude et 140 en longitude.

On a calculé qu'il séjourne environ trois mois dans chaque ville, terrible pendant les premières six semaines, beaucoup plus modéré pendant les dernières.

Revenons à la terre classique du choléra. Quand une maladie ne quitte pas un pays, il faut nécessairement qu'il y ait, dans ce pays, soit dans le sol, soit dans le climat, soit dans les alimens, soit dans les mœurs des habitans, il faut, dis-je, qu'il y ait quelque chose qui la produit et reproduit sans cesse; mais quand on voit cette même maladie franchir toutes les barrières et se porter avec une prodigieuse rapidité à mille, deux mille lieues de son séjour favori, l'imagination est confondue; car enfin le sol, le climat, les usages, tout change dans cette longue émigration, la maladie seule reste toujours la même. Puissant argument contre les adversaires de la contagion!

Ainsi, on a dit que le choléra était le produit du soleil de l'Inde, et nous venons de le voir braver l'hiver de la Russie.

Tout ce qu'on sait de plus positif à cet égard, c'est que toutes les grandes perturbations de l'atmosphère ajoutent à sa rage : ainsi, il n'est jamais plus cruel que dans les temps d'orage et pendant les fortes pluies : c'est la première observation de nos médecins français à Varsovie, observation récemment confirmée à Vienne par les médecins allemands.

Mais si l'on ignore quelles sont les influences générales qu'il faut accuser de l'irruption soudaine du mal indien sur notre Europe, on connaît assez bien les causes secondaires qui, sous ces grandes influences, en favorisent l'explosion et le développement.

On sait positivement qu'il se plaît dans les grandes villes, et principalement dans les quartiers populeux où les hommes, entassés les uns sur les autres dans des lieux étroits, resserrés, s'empoisonnent mutuellement par les exhalaisons qui s'élèvent de leurs corps.

On sait qu'il s'attaque de préférence à la classe indigente, et à tous ceux qui, mal nourris, mal vêtus, négligent les soins de propreté si essentiels à la conservation de la santé.

On sait que ceux qui vivent exclusivement, ou presque exclusivement de végétaux, y sont beaucoup plus exposés que les autres; et je puis vous en citer un exemple qui vous frappera.

Vous n'ignorez pas que la religion de Bramah est en honneur dans une grande partie de l'Inde; vous savez aussi qu'elle défend de manger des viandes; car la métempsycose forme un de ses articles de foi. Les fidèles se nourrissent donc de légumes, et notamment de riz: ils boivent de l'eau du Gange, de ce fleuve si renommé parmi eux. Eh bien! il est reconnu que le choléra fait infiniment plus de ravages parmi les naturels du pays, que parmi les Européens, qui mangent indistinctement de tout.

Une autre observation du même genre se tire de l'époque de l'année où se montre ordinairement le choléra: cette époque, c'est l'automne, saison des légumes et des fruits. Sydenham, l'une de nos plus grandes gloires médicales, a dit que le choléra revenait en automne aussi sûrement que les hirondelles au printemps, et le coucou au milieu de l'été.

Dans ce même pays dont je vous parlais tout-à-l'heure, dans l'Inde, on a fait une autre remarque que vous devez connaître, c'est que ceux qui négligent de se couvrir de laine ont particulièrement à craindre le choléra. Aussi dit-on qu'il n'y a pas un Indou, doué de quelque aisance, qui omette cette précaution : à la vérité, je la crois plus utile dans les pays très chauds, comme les rives du Gange, que dans les pays tempérés, comme le climat de France.

Poursuivons. Le choléra n'attaque pas indistinctement tous les âges ; il préfère les hommes faits, cet âge que les poètes appellent l'automne de la vie.

Il ne trouve pas la même facilité chez les vieillards et chez les enfans ; mais une fois atteints, ils résistent moins.

Les personnes faibles, valétudinaires, épuisées par de longs travaux ou par des excès, fournissent les premières et les plus nombreuses victimes.

Enfin, on a dit que les femmes ont à cet égard un privilége dont les hommes pourraient être jaloux : malheureusement elles ne le conservent pas dans tous les pays.

En dernier résultat, vous voyez, mon ami, que, parmi les causes du choléra, il en est qui font partie de nous-même; il faut en subir les conséquences. On ne se soustrait pas à son âge, on ne refait pas son tempérament, on ne change pas de sexe comme on veut. Les autres sont hors de nous; c'est à celles-là qu'il faut nous attacher, puisque ce sont les seules sur lesquelles nous ayons quelque empire. Nous y reviendrons pour en faire sortir quelque leçon à votre usage.

DES SIGNES OU DES SYMPTOMES DU CHOLÉRA.

Si vous lisiez nos journaux, vous sauriez qu'un illustre académicien a émis le vœu, dans une des dernières séances de l'Académie, qu'on fît connaître les signes avant-coureurs de l'épidémie qui nous menace. Il n'y a à cela qu'un petit malheur, c'est que, de quelque manière qu'on l'entende, c'est demander l'impossible. Si l'on veut parler de ces phénomènes naturels qui précèdent quelquefois les grandes catastrophes, il n'y a rien de certain; ainsi, on a dit que dans l'Inde, et notamment à Java, le choléra n'était venu qu'après un tremblement de terre; on a dit qu'à Moscou il avait été précédé et comme annoncé par une légion innombrable de mouches, soit; mais à Varsovie, mais à Saint-Pétersbourg, mais à Vienne, mais à Berlin, etc., on n'a rien vu de semblable, que je sache.

Si l'on entend parler de ces indispositions, de ces malaises, de ces lassitudes qui se font quelquefois sentir à la veille d'une grande maladie, je répondrai que ces signes n'ont rien de constant, et qu'ils sont communs à toutes les épidémies.

A la vérité, quand la nature de l'épidémie est bien connue, bien déterminée, ils acquièrent une importance qu'ils n'auraient certainement pas sans cela. Mais prenez garde, ne vous écoutez pas trop, ne vous observez pas trop; sinon, soyez assuré que cet examen, joint à la peur du danger, vous donnera mille sensations fantastiques : c'est le partage des tempéramens nerveux et de toutes les imaginations effrayées.

A propos de peur, j'oubliais de vous dire que les tempéramens bilieux et mélancoliques, les caractères aigres, inquiets, emportés, ne sauraient mieux faire que de s'observer, de se modérer : conseil superflu pour vous, et je m'en réjouis; mais je crois savoir que toutes les personnes qui vous entourent n'ont pas le bonheur d'avoir l'humeur aussi douce, aussi constamment égale.

J'espère que cette douceur, cette égalité de caractère, sans laquelle toutes les autres qualités ne sont rien, selon moi, pour le bonheur intérieur, vous préservera d'un fléau qui, par une sorte d'instinct, se montre d'autant plus redoutable qu'on le craint davantage.

Si malheureusement j'étais trompé, voici à quoi vous le reconnaîtrez.

Le choléra débute presque toujours dans la nuit ou de grand matin. Il s'annonce d'abord par un malaise général, avec une *sensation de brûlure au creux de l'estomac*, lassitude, oppression, faiblesse, expression de douleur dans les traits.

Cette chaleur brûlante se change bientôt en une *très forte douleur* qui de l'estomac se répand dans toute l'étendue du tube digestif. Ce symptôme est un des plus constans et par conséquent des plus caractéristiques.

En même temps surviennent des *vomissemens répétés* et des *déjections alvines* avec une sensation indéfinissable d'épuisement.

Ces évacuations, d'abord composées de ce qui était contenu dans les premières voies, prennent bientôt un caractère particulier. Elles consistent en un fluide aqueux, séreux, *blanchâtre :* quelquefois néanmoins ces matières sont troubles, bourbeuses, et mélangées de diverses couleurs, grises, jaunâtres, verdâtres, rarement sanguinolentes.

Le pouls, de vif qu'il était d'abord, *vacille* et *s'affaiblit* jusqu'à devenir *insensible*, *insaisissable*.

Les urines s'arrêtent, non que la vessie les retienne, mais parce qu'il ne s'en fait plus.

Des *crampes violentes* s'emparent des membres en commençant par les doigts et les orteils; elles sont plus fortes chez les femmes que chez les hommes.

Le visage se couvre d'une *pâleur* mortelle.

La langue est *froide*, humide, blanche; et cependant les malades se plaignent sans cesse de soif.

L'air qui sort des poumons est *froid*.

La peau est *froide* comme celle d'un cadavre, et prend souvent une teinte bleuâtre et livide qui complète la ressemblance.

Tout annonce que la nature se laisse accabler sans se défendre : aussi le retour de la chaleur et du pouls est-il un des présages les plus favorables.

Enfin, chose étonnante, dans ce désordre général, les malades conservent l'intégrité des facultés intellectuelles; ils répondent juste aux questions qui leur sont adressées, quoiqu'en général ils ne prennent aucun intérêt à ce qui se fait autour d'eux et pour eux.

Tel est, mon ami, le signalement, j'ai presque dit le portrait du choléra; mais n'allez pas croire que tous ses caractères se montrent à la fois, ils suivent naturellement un ordre de succession, et c'est dans cet ordre qu'ils vous ont été présentés; enfin, plusieurs d'entre eux peuvent manquer, c'est inévitable lorsque le malade périt en quelques heures.

Si je parlais à un médecin, je reviendrais avec complaisance sur ces symptômes, j'en ferais l'analyse et je tâcherais de m'élever par eux à la nature de la maladie; mais avec vous, c'est un soin superflu, je me contente de vous dire que le choléra appartient à la grande famille des maladies nerveuses.

Bien moins encore vous parlerai-je des traces qu'il laisse après lui dans l'organisation, cela ne vous regarde pas; et puis, si vous saviez combien il est rare que la mort nous révèle les secrets de la vie!

Il y a pour vous quelque chose de plus intéressant à connaître que l'essence du choléra.

M'y voici.

DU TRAITEMENT PRÉSERVATIF.

Il est un moyen sûr d'échapper au choléra, et vous le devinez sans que je vous le dise ; c'est de le fuir. Ce conseil est dans l'esprit de tous les systèmes : s'il est contagieux, il faut rompre tout commerce avec ceux qui en sont atteints ; s'il est épidémique, il n'est pas moins urgent de quitter les lieux infectés.

Mais, direz-vous, ce conseil, dont on ne peut contester la justesse, est plus facile à donner qu'à suivre. Je pourrais vous répondre que ce n'est pas là mon affaire ; mais j'entre mieux dans votre pensée, dans vos sentimens, dans votre position.

Quand même les hautes fonctions que vous remplissez vous laisseraient la liberté de vous éloigner, je connais d'autres liens qui vous retiendraient. Vous voulez bien échapper au danger, mais ce n'est pas par la fuite.

En ce cas, il faut vous préparer à le recevoir, c'est-à-dire, vous tenir toujours en état de lui résister.

Vous adopterez une nourriture variée, car la variété plaît à l'estomac et lui rend ses fonctions plus faciles à remplir ; mais ayez soin de faire dominer les substances animales, bœuf, mouton, gibier, volaille, veau, en évitant cependant les parties graisseuses et gélatineuses qui, comme la tête, les pieds, les oreilles, fatiguent longuement l'estomac et passent avec peine. La préparation la plus simple est en général la meilleure. Ainsi, je mets les viandes grillées et rôties avant les ragoûts et surtout avant les sauces blanches : le beurre ne vaut guère mieux que l'huile.

Vous pouvez manger des œufs.

Je ne vous défends que les viandes fumées, le poisson gâté ou peu frais, la pâtisserie forte et la charcuterie.

Je mets au second rang le veau, les pigeons, l'agneau, et généralement la viande des jeunes animaux qui forment, avec le poisson, comme le passage d'un règne à l'autre.

Mais, de tous les alimens, les moins appropriés à la circonstance sont certainement les végétaux, et surtout les légumes farineux tels que haricots, pois, féves de marais, carottes, choux, navets, choux-fleurs, oignons, etc.; bannissez de votre table les fruits et surtout les fruits verts, ananas, pêches, abricots, prunes, fraises, raisins même, et généralement tous les végétaux crus, salade, radis, melon, etc.; ou, si vous en usez, que ce soit avec une extrême discrétion; car, je le répéte, ce sont les plus mauvais de tous les alimens dans la position où je me place; ils fatiguent l'estomac, ils causent des coliques, des rapports, des aigreurs, des flatuosités, tous signes d'une digestion difficile et laborieuse.

Par la même raison, leurs composés, les juliennes, les macédoines, etc., ne vous valent pas grand'chose.

Même observation à l'égard des pâtes et des fécules, riz, vermicelle, semouille, sagou. De tous les potages, le potage au pain grillé ou aux biscottes de Bruxelles est le meilleur.

A l'égard des boissons, je crois qu'il n'en est pas de préférable au bon vin pur ou coupé par parties égales avec de l'eau, et mieux encore avec une eau gazeuse, telle que celle de Seltz, de Bussang, de Saint-Pardoux, etc.

Les Anglais remplacent le vin par l'eau-de-vie étendue d'eau, et disent qu'elle peut soutenir le parallèle sans désavantage.

Tenons-nous-en au bon vin; mais n'en faisons pas abus.

Comme mauvaises boissons, je vous signale le vin doux ou mout de raisins, l'eau pure, le lait et généralement toutes les liqueurs non fermentées.

La bière, le cidre, le poiré ne valent pas le vin.

Ce n'est pas tout que de connaître les alimens les plus convenables, il faut savoir en régler l'usage. En général, à Paris surtout, on déjeûne très légèrement avec du lait, du café au lait, du beurre, des fruits, des radis, des œufs frais, et l'on se dédommage à dîner.

Il résulte de là que l'estomac, à peine satisfait le matin, est surchargé le soir. En tout temps, cette méthode est mauvaise, mais elle l'est bien plus encore à l'approche d'une maladie que la moindre indigestion appelle presque à coup sûr.

Si ces remarques vous paraissent justes, distribuez, je vous prie, ce que vous prenez de nourriture, d'une manière plus égale, plus uniforme. Otez quelque chose à votre dîner pour le donner à votre déjeûner. La nutrition n'y perdra rien et vos digestions ne s'en feront que mieux.

Faut-il vous recommander d'être sobre, tempérant? Le choléra a visité une assez grande étendue de pays pour que nous ayons quelque expérience de son caractère et de ses allures. S'il s'attaque aux personnes qui se nourrissent mal, nous savons aussi qu'il n'épargne pas celles qui font abus de la table.

J'ai dit qu'il saisit souvent son monde au milieu de la plus parfaite santé; j'ajoute que quand il n'éclate pas la nuit, il choisit volontiers le moment où l'on sort de table. Enfin, voulez-vous encore une preuve de la nécessité de ménager les organes digestifs? je l'emprunte à M. le docteur Chambret, nouvellement arrivé de Pologne. Dans une communication pleine d'intérêt qu'il a faite à l'Académie, il nous a dit que, le lundi, les cholériques affluaient dans les hôpitaux militaires de Varsovie : or le lundi est jour de distribution de vivres.

Mais en voilà assez sur la tempérance et sur le châtiment auquel s'exposent ceux qui méprisent ses lois. Je passe à un autre objet. Je vous ai dit, en parlant des causes, que le choléra s'irrite, s'aigrit dans toutes les variations un peu sensibles de la température. La conclusion se montre d'elle-même. Vous ne sauriez éviter trop soigneusement la fraîcheur du matin et du soir. Ayez l'attention de ne pas sortir trop tôt, et soyez chez vous de bonne heure. Que la nuit ne vous surprenne pas dehors. Pénétrez-vous bien encore que, dans l'intérieur même de l'appartement le mieux clos, on se soustrait mal à l'influence de l'atmosphère. Je ne connais pas de meilleur moyen d'isolement que de se couvrir de flanelle, et cela de la tête aux pieds, et cela jour et nuit. A propos des pieds, qu'ils soient toujours tenus sèchement et chaudement.

Ce n'est pas à vous qu'il faut recommander une excessive propreté : c'est en tout temps la moitié de la santé. Néanmoins je n'oserais vous dire de vous baigner souvent : ce n'est pas le moyen d'éviter l'humidité; mais baignez-vous assez pour être toujours très propre, et surtout gardez-vous du froid en sortant du bain.

Entretenez cette propreté en changeant souvent de linge. Un médecin anglais, qui a pratiqué dans l'Inde, préfère le linge de coton au linge de fil, parce que l'un est moins froid que l'autre. Cela prouve combien il importe, à ses yeux, de ménager la sensibilité.

Ce médecin me rappelle une pratique fort usitée parmi ses compatriotes, et très familière aux médecins de Montpellier : je veux parler des frictions sur la peau avec une flanelle ou avec une brosse douce, dite *anglaise*. Il est beaucoup de personnes qui sont dans l'habitude de se faire frotter ainsi tous les matins; exemple : Napoléon. Cette habitude est toujours bonne; mais je l'approuve bien plus encore dans le temps où nous sommes. Elle excite la peau, elle y appelle le sang, la chaleur, et facilite la transpiration.

Après les soins qu'on prend de sa personne, il n'en est pas de plus essentiels que ceux qu'on donne aux lieux qu'on habite. Et d'abord, nul doute que le séjour de la campagne ne soit préférable à celui de la ville. Si vous restez à la ville, il faut au moins choisir un quartier bien sain, bien aéré, où les maisons soient basses, les rues larges et bien tenues. Dans ce quartier, s'il se trouve une maison avec une grande cour, ou un grand jardin, donnez-lui la préférence ; elle la mérite, puisqu'elle réunit plus de conditions de salubrité.

Enfin, entrons dans votre appartement. Ici je remarque que l'étiquette est en contradiction formelle avec l'hygiène : l'une veut qu'on réserve la plus belle pièce pour le salon, l'autre la réclame pour la chambre à coucher ; elle doit être grande, spacieuse, bien exposée : spacieuse pour contenir un grand volume d'air respirable, bien exposée parce que jamais le corps humain n'est plus impressionnable que pendant le sommeil. Cela est si vrai, que tout voyageur qui traverse les marais pontins endormi est presque sûr de se réveiller avec la fièvre.

Ce n'est pas tout, il y a dans cette maison une cuisine, une office, une salle à manger ; faites balayer, laver, gratter souvent le carreau, les tables, etc. Songez qu'il n'entre là que des substances animales et végétales, toutes très susceptibles d'altération, de décomposition.

Les cours, les écuries, les fosses d'aisance, les plombs, les puisards, les volières, etc., tout cela mérite aussi votre attention. Ne souffrez jamais que l'eau croupisse dans ces lieux ; faites enlever toutes les ordures ; corrigez toutes les mauvaises odeurs ; enfin, renouvelez et purifiez l'air par tous les moyens que l'hygiène met en votre pouvoir et que vous connaîtrez bientôt.

Tels sont les premiers conseils de l'hygiène. Si elle tient le même langage dans toutes les épidémies, c'est que la nature, ayant mis peu de variété dans l'étiologie des maladies, a mis les mêmes conditions à la conservation de la santé. Dans tous les pays, dans tous les temps, dans toutes les situations de la vie, il est bon de se bien nourrir, de se bien vêtir, de se bien loger, de se tenir proprement.

En dernier résultat, vous voyez, mon ami, que, pour beaucoup de personnes et particulièrement pour vous, il y a peu de chose à changer au régime, aux habitudes. Une propreté plus recherchée, s'il est possible; plus de soins de vous même et de votre habitation, plus de régularité dans votre conduite, plus de sobriété, plus de modération en tout point, plaisirs et travaux : c'est tout ce que j'exige de vous en ce moment.

Mais jusqu'ici je n'ai, pour ainsi dire, considéré le choléra que dans le lointain; s'il se rapprochait de nos frontières, s'il entrait en France, comme vous le craignez avec raison, alors j'aurais d'autres conseils à vous donner. Ils vous paraîtront peut-être minutieux, mais ils ne sont que trop justifiés par l'expérience d'autrui.

A la première nouvelle de l'arrivée du fléau

voyageur, suivez-en attentivement la marche ; n'attendez pas qu'il soit à votre porte pour organiser votre système de défense; retranchez-vous dans une atmosphère de chlore ; répandez çà et là tout autour de vous, dans les escaliers, sur les paliers, de l'eau chlorurée : une partie de chlorure de soude sur 40 ou 50 parties d'eau.

Vous mettrez dans chaque pièce de votre appartement, et surtout dans la chambre à coucher, une ou deux assiettes ordinaires remplies de la même préparation, mais dans d'autres proportions : une de chlorure sur cinq ou six d'eau. Il suffit de les renouveler toutes les vingt-quatre heures. Vous aurez l'attention de les placer près des fenêtres et des portes d'entrée, afin que l'air se charge en passant des émanations de chlore qui se dégagent continuellement.

Le chlore est un si puissant désinfectant qu'on ne saurait, à mon avis, en faire un trop grand usage. Il y a mille manières de le faire entrer dans la toilette. Versez, par exemple, trente ou quarante gouttes de chlorure de soude dans deux verres d'eau; trempez les mains dans ce liquide deux ou trois fois par jour, avec l'attention de les essuyer à peine après les avoir retirées; servez-vous-en pour vous laver le visage; humectez du même liquide le peigne qui vous sert à démêler vos cheveux, la brosse que vous passez sur vos habits, etc.; enfin, je voudrais qu'on portât toujours sur soi un flacon de chlorure de soude, plutôt que de chaux, car M. Labarraque, fort compétent en pareille matière, dit que le dernier se décompose plus facilement[1].

Après ces précautions tout hygiéniques, il en est d'autres qu'on pourrait appeler médicamenteuses, parce qu'en effet elles se composent de médicamens. Ce sont en général les plus séduisantes pour les gens du monde : elles me sont à moi les plus suspectes, car je doute fort que le même moyen qui guérit une maladie soit en état de la prévenir. Cependant il me siérait mal d'être plus difficile que les commissaires de l'Académie : ils ne repoussent pas entièrement les ressources de la pharmacie : « Il « faudra trouver dans la nature des alimens et « peut-être aussi dans le choix de quelques « substances médicamenteuses accessoires, de « légers toniques, des excitans diffusibles à des « degrés proportionnés aux besoins des diver- « ses complexions individuelles. » Vous voyez

[1] Il est plusieurs méthodes de faire usage du chlore : l'une des plus simples est certainement celle de M. Payen, insérée dans le dernier cahier du *Bulletin genéral de Thérapeutique,* rédigé par M. Miquel, recueil doublement intéressant par son objet et par le mérite de sa composition.

seulement qu'ils laissent le choix de ces substances à la sagacité des médecins; en ce cas, consultez le vôtre, demandez-lui si un petit verre à liqueur de vin de quinquina ou de vin d'absynthe, pris le matin à jeun, ou pendant le repas, ne répondrait pas aux vues de l'Académie. Du reste, il y a cent moyens d'arriver au même résultat. Chacun doit prendre celui qui va le mieux à son tempérament : c'est pour cela que nous en parlons avec tant de réserve et de discrétion.

DES PREMIERS SOINS A DONNER AUX CHOLÉRIQUES.

Si je consens à mettre sous vos yeux les premiers soins qu'il convient de donner aux cholériques, je vous en ai dit la raison : c'est, d'une part, parce que le choléra frappe ordinairement ses victimes la nuit ou de grand matin; et, de l'autre, parce que l'on n'a pas toujours un médecin à portée. Or, il n'y a pas un moment à perdre. Il faut d'aussi puissans motifs pour vaincre ma répugnance : n'allez pas croire cependant que je craigne de vous initier aux mystères de la science : ce serait mal me connaître; mais, s'il faut vous le dire, je crains de fausses applications de mes leçons ; je crains les conséquences du demi-savoir dans une matière si délicate et si étrangère à l'objet habituel de vos pensées.

Veuillez d'abord vous rappeler les symptômes qui forment comme le prélude de toutes les grandes épidémies : vertiges, défaillances, maux d'estomac, constipation ou légère diarrhée, borborygmes, dégoût pour les alimens, lassitude spontanée, etc.

Malgré ce qu'ils ont de vague et d'indécis, ces symptômes, vous ai-je dit, tirent une valeur toute particulière des circonstances où ils se montrent. Ainsi, quoiqu'ils n'annoncent pas plus le choléra qu'une autre maladie, on conçoit que, s'ils éclatent pendant son règne, il y a tout lieu de croire qu'ils lui appartiennent.

Un signe plus positif, c'est une *forte douleur au creux de l'estomac*, laquelle se répand, par une sorte d'irradiation, dans tout le ventre; presque au même instant surviennent des vomissemens; la peau pâlit et se refroidit; le pouls se resserre et disparaît, etc. Dès lors, plus de doute sur la présence du choléra : il faut agir vivement et promptement.

« Il faut de suite chercher à ranimer l'action « vitale affaiblie, à réchauffer les surfaces re- « froidies du corps par tous les moyens possi-

« bles. » Voilà ce qu'il faut faire. Ce n'est pas moi qui parle, c'est l'Académie elle-même. Quant aux moyens, je vous conseille de faire chauffer un fer à repasser et de le promener longuement sur toute la surface du corps; de frotter le malade avec une brosse sèche, ou avec une flanelle imbibée d'un liniment irritant; tel serait celui-ci : Prenez, eau-de-vie camphrée, 2 onces; ammoniaque liquide, 2 gros; teinture de cantharides, 2 gros.

Mais je vous avertis qu'il est nécessaire de continuer long-temps cette petite manœuvre pour obtenir une réaction salutaire : sans cela, c'est ne rien faire du tout.

Il faut obtenir cette réaction à tout prix, n'importe le moyen. A ceux que je viens de vous indiquer, vous pouvez joindre de larges sinapismes chauds sur le dos et les membres, ou des cataplasmes arrosés d'huile essentielle de térébenthine; ou bien encore, prenez tout simplement une poignée d'orties, et promenez-les sur le corps refroidi du pauvre patient.

Dans tous les cas, enveloppez-le chaudement dans des couvertures de laine, et maintenez autour de lui cette chaleur salutaire par tous les moyens que votre sollicitude et votre humanité vous dicteront.

Ce n'est pas tout : en même temps que vous cherchez à rappeler la chaleur à la surface du corps, travaillez à ranimer, à réchauffer aussi l'intérieur.

Vous pouvez espérer d'y parvenir, en faisant prendre de dix minutes en dix minutes quelques tasses d'une infusion forte et surtout très chaude de camomille, de mélisse ou de thé.

Dans l'intervalle, vous placerez avec le même espoir de succès un mélange de quatre à cinq gouttes d'alcoolat de menthe sur deux gouttes de laudanum liquide, le tout étendu dans une cuillerée de l'infusion précitée;

Ou quatre ou cinq gouttes d'esprit de vin saturé de camphre dans une cuillerée de la même infusion;

Ou trois à quatre gouttes d'ammoniaque liquide dans une cuillerée de la même infusion;

Ou cinq ou six gouttes d'éther sur un morceau de sucre, ou dans une cuillerée d'eau froide, à cause de la volatilisation;

Ou trois ou quatre gouttes d'huile de cajeput dans une cuillerée des infusions ci-dessus.

A l'égard de l'huile de cajeput, j'ai une observation à vous faire. Peu employée en France; il n'y en avait peut-être pas six livres dans toutes les pharmacies de Paris, avant qu'il n'eût été question de son efficacité contre le choléra; et maintenant il ne tiendrait qu'à vous d'en avoir des tonneaux. Je connais même plusieurs bonnes ames qui ont fait leur petite provision. Chacun se persuade en avoir de la véritable, car il l'a payée en conséquence. Cela veut dire qu'il s'est trouvé des hommes assez peu délicats pour fabriquer cette huile de toutes pièces, sans réfléchir, je le suppose, que les malades pourraient payer de leur vie cet odieux mensonge.

Je m'arrête : je vous en ai dit assez pour vous donner le temps d'appeler un médecin ; vous n'en apprendrez pas davantage de ma bouche. Déchargez-vous vite sur lui de la responsabilité qui pèse sur vous : là où son rôle commence, le vôtre finit.

Si la peau se réchauffe, si le pouls se relève, espérez, le malade est sauvé ; mais craignez pour lui tant que vous ne verrez pas l'un ou l'autre de ces signes.

Le choléra, vous le savez, va vite en besogne, ce qui lui a valu le nom passablement ridicule de *trousse-galant*. On l'a vu mettre ses victimes hors de combat en dix minutes. C'est pire qu'une apoplexie foudroyante, pire qu'une asphyxie ; mais je vous cite là des exceptions. Sa marche est ordinairement moins rapide : terme moyen, elle dure de vingt-quatre à soixante-douze heures. Plus il se prolonge, plus il y a d'espoir pour les malades. Il est rare que ceux qui atteignent le quatrième jour succombent.

Ne me demandez pas la proportion des chances heureuses et malheureuses. Cet aveu me serait trop pénible à vous faire. Il a fait tant de ravages à Pekin, que le gouvernement a dû venir au secours des fortunes privées pour faire face aux frais de sépulture ; à la vérité, Pekin est, je crois, la ville la plus populeuse du monde : elle ne peut, par conséquent, être très salubre. Si, cependant, en satisfaisant votre curiosité sur ce point, je pouvais espérer de piquer votre émulation sur un autre, je vous dirais que le nombre des morts est égal à celui des guérisons, en confondant tous les malades et tous les traitemens.

Jugez, jugez vous-même s'il est permis de rien négliger pour éviter une maladie qui se joue à ce point des ressources de la pharmacie. Conformez-vous, je vous en prie, aux pratiques d'hygiène que je vous ai tracées dans cette lettre. Choisissez vos alimens ; garantissez-vous du froid-humide ; redoublez de propreté ; soyez sobre, tempérant, continent, etc. Que votre voisin imite votre exemple, vous avez le droit de l'exiger ; car en bonne civilisation, nul n'a le droit de se nuire si le dommage qu'il se cause blesse les intérêts d'autrui : voilà pourquoi vous ne pouvez mettre le feu à votre maison, car l'incendie peut gagner la mienne.

Oui, je le crois fermement, si tous les citoyens voulaient se liguer contre le choléra, il atteindrait peu de têtes. Ainsi, sans assurer une entière immunité à ceux qui suivront ces conseils, j'ose espérer qu'ils fourniront peu de malades, et que la plupart en réchapperont. C'est tout ce que je vous promets de votre docilité, de votre confiance; mais il me semble que le prix que j'y mets, vaut bien la peine que vous cherchiez à le mériter.

C'est le vœu le plus cher de votre ami.

Vive, vale; si quid novisti rectius istis,
Candidus imperti; si non his utere mecum. (Hor.)

FIN.